SUR GRIN VOS CONNAISSANCES
SE FONT PAYER

AF130496

- Nous publions vos devoirs
  et votre thèse de bachelor et master

- Votre propre eBook et livre –
  dans tous les magasins principaux du monde

- Gagnez sur chaque vente

Téléchargez maintentant sur www.GRIN.com
et publiez gratuitement

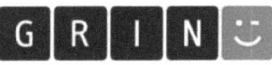

Contribution à la recherche en cardiologie pédiatrique au Bénin

Publications scientifiques de 2014 à 2022

Philippe Adjagba

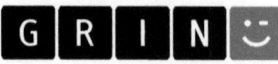

Bibliographic information published by the German National Library:

The German National Library lists this publication in the National Bibliography; detailed bibliographic data are available on the Internet at http://dnb.dnb.de.

ISBN: 9783346875990
This book is also available as an ebook.

Print and binding: Books on Demand GmbH, Norderstedt, Germany
Printed on acid-free paper from responsible sources.

The present work has been carefully prepared. Nevertheless, authors and publishers do not incur liability for the correctness of information, notes, links and advice as well as any printing errors.

GRIN web shop: https://www.grin.com/document/1357337

Contribution à la recherche en cardiologie pédiatrique au Bénin : publications scientifiques de 2014 à 2022.

Philippe Adjagba

Md, cardiologue adulte, cardiopédiatre interventionnel

Service de cardiologie Adulte et Pédiatrique, CHU- Mère enfant lagune de Cotonou, Bénin.

Université d'Abomey-Calavi, Bénin

Résumé

En Afrique en général et au Bénin en particulier, les cardiopathies de l'enfant sont des problèmes de santé publique, mais très peu de données sont disponibles les concernant. Les ressources qui leur sont consacrées ne sont pas à la hauteur des besoins. Leur prise en charge chirurgicale ou interventionnelle reste un défi à cause de l'absence locale de centres de chirurgie cardiaque ou de cathétérisme cardiaque interventionnel pédiatriques. Sur la base d'une vingtaine d'articles originaux et de communications scientifiques publiés au cours de la décennie écoulée, l'auteur revient sur les différents aspects des cardiopathies de l'enfant au Bénin, notamment épidémiologiques et diagnostiques, thérapeutiques compris celui de la qualité de vie des enfants. Cette analyse est référencée permettant aux lecteurs d'accéder aux articles originaux pour un approfondissement. L'auteur espère ainsi répondre aux préoccupations de ceux qui sont à la recherche de données sur les cardiopathies de l'enfant au Bénin, pouvoirs publics, chercheurs, étudiants, Organisations non gouvernementales....

Mots-clés : cardiopathies, enfants, Bénin, Afrique

Introduction

Les cardiopathies de l'enfant regroupent les cardiopathies acquises et les cardiopathies congénitales. En Afrique en général et au Bénin en particulier, en dehors des problèmes de diagnostic précoce qu'elles posent, la question de la prise en charge chirurgicale ou interventionnelle reste un défi à cause de l'absence locale de centres de chirurgie cardiaque ou de cathétérisme cardiaque interventionnel pédiatriques. Les travaux présentés dans cette contribution sont ceux issus d'articles originaux et de communications scientifiques. Ils permettent de mettre en perspective ces pathologies sur la dernière décennie et de se projeter dans l'avenir. Les aspects épidémiologiques et les particularités des cardiopathies rencontrées au cours de cette période sont abordés de même que la cruciale question de leur prise en charge y compris celle de la qualité de vie des enfants.

1- Aspects épidémiologiques des cardiopathies de l'enfant au Bénin

Afin de déterminer la fréquence et le profil des cardiopathies de l'enfant, nous avons effectué une étude rétrospective descriptive portant sur la période de juillet 2011 à juillet 2014 [1]. Les dossiers de 406 enfants admis au laboratoire d'échocardiographie de la Polyclinique Atinkanmè pour suspicion de cardiopathies ont été analysés. L'âge moyen était de $31,1 \pm 45,2$ mois, le sex-ratio de 1,06. Le principal motif d'admission était la présence d'un souffle (68,72%). La prévalence de cardiopathies était de 69,22%. Les cardiopathies congénitales représentaient 92,17% des cardiopathies de l'enfant. Parmi les cardiopathies congénitales, les formes non cyanogènes étaient prépondérantes (70,46%). Les communications interventriculaires (CIV) qu'elles soient isolées ou qu'elles entrent dans le cadre de formes associées étaient les cardiopathies congénitales les plus fréquentes (70,27%).

3

Suivent par ordre de fréquence, les communications inter-auriculaires (CIA), la persistance du canal artériel (PCA) et le canal atrio-ventriculaire (CAV) respectivement dans 24,32%, 18,5% et 9,27%. La tétralogie de Fallot est la cardiopathie cyanogène la plus fréquente représentant 39,34% des cardiopathies congénitales cyanogènes et 9,26% de toutes les cardiopathies congénitales. Parmi les cardiopathies acquises, les causes inflammatoires, infectieuses y compris les cardiopathies rhumatismales ne représentaient que 3,56% des cardiopathies de l'enfant.

Dans une étude transversale descriptive allant du 27 au 31 mars 2017 et ayant inclus des enfants présélectionnés après un examen clinique par des pédiatres dans 3 localités du Bénin lors d'une caravane médicale de dépistage, nous avons déterminé la fréquence des cardiopathies congénitales et les indications de prise en charge [2]. Sur les 77 enfants présélectionnés, 66 soit 85,71% présentaient une cardiopathie congénitale. La moyenne d'âge était de 11 mois, le sex-ratio de 1,3. Les cardiopathies congénitales non cyanogènes étaient les plus fréquentes (78,8%), dominées par la CIV (57,7%), la persistance du canal artériel (34,6%) et la CIA (32,7%). Sur l'ensemble des porteurs de cardiopathies, 49 (72,24%) avaient une indication de correction chirurgicale et 9% étaient jugés inopérables du fait des complications évolutives de leur cardiopathie.

Pour améliorer le dépistage précoce des cardiopathies congénitales, l'utilisation de la saturométrie de dépistage est l'un des moyens disponibles. Il s'agit d'une procédure simple, efficace, sécuritaire et peu coûteuse. Avant de susciter son utilisation systématique chez les nouveau-nés, nous avons réalisé une enquête sur l'utilisation de la saturométrie de dépistage (SdD) des cardiopathies congénitales graves (CPCG) par les pédiatres au Bénin [2]. Il s'agissait d'une enquête téléphonique ou par interview direct à l'aide d'un questionnaire auprès des pédiatres du Bénin. Les données étudiées portaient sur l'ancienneté des pédiatres, le lieu et le mode d'exercice, la connaissance et la pratique de la saturométrie pour le dépistage des cardiopathies congénitales graves. Sur les 84 pédiatres inscrits à la société béninoise de pédiatrie ou à l'association des pédiatres privés du Bénin, 55 soit 65,47% avaient été interrogés. La durée moyenne de pratique de la pédiatrie était de 10,6 ±8.04 ans (1-29). La majorité exerçait dans le Littoral (n=34) et en clientèle privée (n=22). Les enquêtés déclaraient avoir entendu parler de la SdD des CPCG dans 65,45% des cas. Seuls 12,73% connaissaient un protocole de dépistage et 16 pédiatres la pratiquaient systématiquement. Un seul enquêté disposait d'un programme de dépistage des CPCG par SdD dans son centre. La durée d'exercice était inversement associée à la connaissance de la SdD (p=0,005). Cette connaissance n'influençait pas la pratique de la SdD (p=0,18). Cette enquête a montré le faible niveau de connaissance et de pratique de la saturométrie pour le dépistage des cardiopathies congénitales graves. L'utilisation systématique de la saturométrie de dépistage des cardiopathies avant la sortie de maternité doit être promue au rang de bonne pratique.

Suite à ce travail préliminaire auprès des pédiatres, une étude a été réalisée sur l'apport de la saturométrie dans le dépistage des cardiopathies congénitales cyanogènes chez les nouveau-nés au CNHU-HKM de Cotonou en 2019 [3]. Un total de 379 nouveau-nés ont été inclus. L'acceptabilité parentale était de 72,64%. La saturométrie a permis de détecter 4 cas d'hypertension artérielle pulmonaire persistante du nouveau-né (HTAPP) associée à un foramen ovale shuntant droite-gauche. La saturométrie de dépistage avait une sensibilité de

100%, une spécificité de 94,93% et une valeur prédictive positive à 17,4%. Malgré son faible caractère discriminant pour les autres causes de désaturation, la valeur prédictive négative était de 100%. L'examen clinique améliore les performances diagnostiques de la saturométrie pour le dépistage des cardiopathies congénitales cyanogènes. Cette étude a permis de montrer que la saturométrie était un test de dépistage aisément utilisable dans nos conditions de travail et avec une bonne acceptabilité parentale. Malgré son faible caractère discriminant, ses performances diagnostiques sont excellentes pour le dépistage des cardiopathies congénitales cyanogènes.

2- Les cardiopathies congénitales

Chaque année, environ 5 à 8 enfants sur 1 000 naissent avec une malformation cardiaque. On estime que, environ 1 enfant naît toutes les 15 minutes dans le monde avec une cardiopathie congénitale.

Dans les pays développés, ces cardiopathies sont détectées tôt, le plus souvent à la naissance, parfois même avant grâce à l'échographie fœtale, et grâce aux progrès de la cardiologie néonatale, de la chirurgie cardiaque et du cathétérisme cardiaque disponibles dans ces pays, ces enfants grandissent et 9 fois sur 10 atteignent l'âge adulte.

Au Bénin c'est entre 1 700 et 2 800 enfants qui naissent chaque année avec des cardiopathies congénitales. Le diagnostic est souvent fait après la naissance et très tardivement (en moyenne à 9 mois et 3 ans) et il n'est pas rares de rencontrer des adultes avec des cardiopathies congénitales jamais diagnostiquées.

Dans le service de pédiatrie du CNHU-HKM, nous retrouvons sur 1000 enfants reçus, environ 4 qui portent encore des malformations cardiaques non opérés. Parmi ces enfants vus à l'hôpital environ 13 % ne pourront jamais bénéficier de la correction de leurs malformations à cause des complications. ¼ ces enfants décèderont avant 1 an après leur admission à l'hôpital.

Le Bénin, comme la plupart des pays pauvres ne dispose pas sur place la chirurgie cardiaque ni le cathétérisme cardiaque et peu de ces enfants grandissent ou atteignent l'âge adulte sans les complications auxquelles les exposent leurs malformations : troubles du rythme, défaillance cardiaque, endocardite infectieuse, hypertension artérielle pulmonaire...

2-1 Cardiopathies congénitales syndromiques

Nous nous sommes intéressé au groupe des cardiopathies syndromiques. Il s'agit de cardiopathies congénitales associées à des malformations extracardiaques aisément reconnaissables, à forte pénétrance, autorisant une identification précise des sujets porteurs. Dans notre contexte de difficultés d'accès aux moyens diagnostiques, la reconnaissance de l'anomalie extracardiaque est une étape fondamentale qui permet d'aboutir au diagnostic de la cardiopathie. Environ 6 à 10 % des nouveau-nés porteurs de malformations cardiaques présentent des aberrations chromosomiques et 33% des enfants atteints d'anomalies chromosomiques présentent des cardiopathies congénitales. Parmi ces derniers, on retrouve 100 % des Trisomies 18 et 40 % des Trisomies 21. Reconnaître ces cardiopathies est un enjeu de santé publique car leur prise en charge améliore le pronostic du syndrome génétique sous-jacent. Les cardiopathies syndromiques retrouvées au cours de notre pratique ont été publiées et une revue en a été faite dans le travail intitulé "Les cardiopathies congénitales syndromiques au CNHU-HKM de Cotonou, Bénin" [5]. La confirmation génétique de la plupart de ces cardiopathies congénitales syndromiques reste un défi pour notre système de santé à cause des capacités limitées du laboratoire national de cytogénétique.

2-1-1 Syndrome de Down et cardiopathies congénitales

La trisomie 21 est l'un des syndromes génétiques associés aux cardiopathies congénitales à laquelle nous avons consacré nos recherches. Dans une étude prospective et descriptive d'octobre 2015 à juillet 2016 qui a inclus les enfants suivis au CNHU-HKM de Cotonou pour syndrome de Down nous avons recherché les malformations viscérales associées par une échographie cardiaque, gastro-intestinale et rénale systématique [5,6]. Il s'agissait de 36 enfants âgés de 18,8 mois, sex-ratio 1,25 qui ont été inclus. Tous les enfants avaient une trisomie 21 libre. La dysmorphie faciale caractéristique du syndrome était présente chez tous les enfants, notamment l'hypertélorisme (100%), l'obliquité de la fente palpébrale (100%) et l'épicantus (97,22%). La malformation viscérale retrouvée était la présence de cardiopathie congénitale dans 55,6% dont principalement le canal atrioventriculaire (27,78%), la persistance du canal artériel (16,67%) et la communication interventriculaire (11,11%).

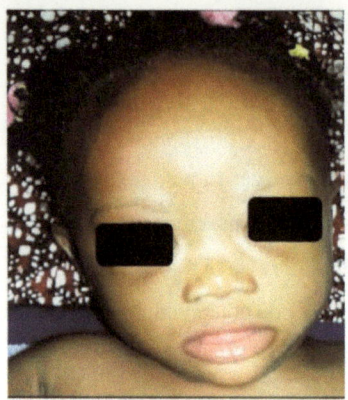

Figure 1: Dysmorphie faciale du Syndrome de Down: hypertélorisme avec aplatissement de la racine du nez

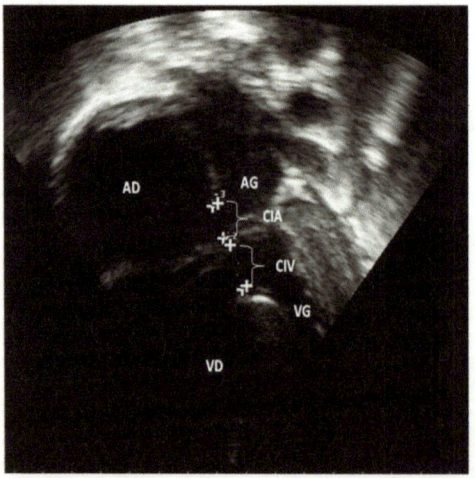

Figure 2: ETT, mode 2D, Incidence apical 4 cavités, montrant un canal atrioventriculaire complet chez un nourrisson porteur de Sd de Down.

AG : atrium gauche; CIA : communication interauriculaire; CIV : communication interventriculaire; AD : atrium droit; VG : ventricule gauche; VD : ventricule droit

2-1-2 Le syndrome d'Ellis –Van Creveld (SEVC)

Il s'agit d'une cardiopathie syndromique due à la mutation des gènes EVC et EVC2 situés sur le chromosome 4p16 dont nous avons rapporté un cas clinique chez une jeune femme noire porteuse d'une grossesse de 38 semaines d'aménorrhée [7]. Le cas clinique rapporté présentait des malformations associées, comprenant une malformation du squelette (nanisme), une chondrodystrophie (genu varum bilatéral), une polydactylie et une malformation cardiaque à type d'oreillette unique. Cet ensemble polymalformatif était caractéristique du syndrome d'Ellis –Van Creveld. Nous avons rapporté un 2ème cas clinique chez un jeune nourrisson à 10 semaines de vie qui présentait les malformations extracardiaques typiques et un canal atrioventriculaire complet avec oreillette unique [5].

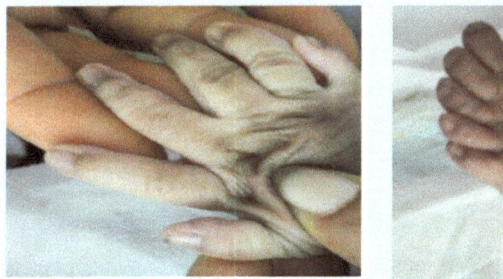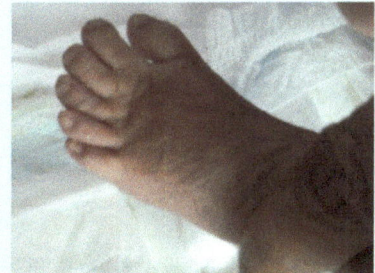

Figure 4 : Syndrome d'Ellis Van Creveld avec hexadactylie aux mains et aux pieds

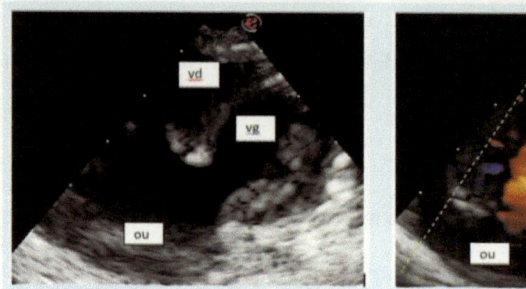

Figure 5 : Syndrome d'Ellis Van Creveld : Echographie Doppler cardiaque, incidence apicale montrant le canal atrio-ventriculaire avec oreillette unique (ou), le ventricule gauche (vg) et le ventricule droit (vd).

2-1-3 Le syndrome d'Alagille

Le syndrome d'Alagille encore appelé dysplasie artériohépatique ou paucité ductulaire syndromique est une maladie génétique rare, avec une transmission autosomique dominante. L'incidence est d'environ 1 sur 70 000 à 100 000 naissances vivantes, nous avons rapporté un cas à propos d'un nourrisson de 6 semaines. La patiente présentait l'association de 4 critères diagnostiques sur 5 à savoir : la dysmorphie faciale avec un visage triangulaire, la cholestase avec une atrésie des voies biliaires à l'échographie abdominale, l'embryotoxon postérieur et la cardiopathie congénitale complexe qui associait un cœur triatrial, une persistance du canal artériel et une interruption de la veine cave inférieure avec un retour azygos. L'association de 3 sur 5 critères suffisait pour le diagnostic de cette cardiopathie syndromique causée le plus souvent par des mutations du gène JAG1 (JAGGED1), et chez un petit pourcentage de patients (~1%) des mutations du gène NOTCH2. La présence d'une cardiopathie congénitale complexe semble être l'indicateur le plus significatif de la mortalité précoce comme chez le cas rapporté, décédé à 7 semaines de vie **[8]**.

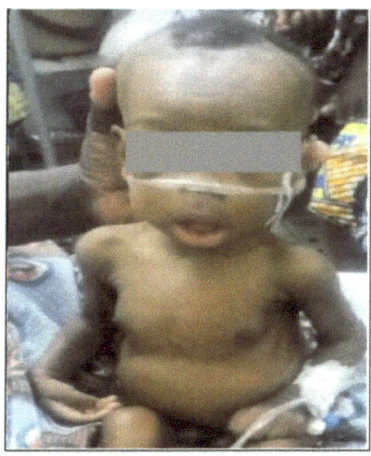

Figure 6 : Syndrome d'Alagille avec dysmorphie faciale (faciès triangulaire avec front bombé, hypertélorisme, menton pointu) et ictère cutanéo-muqueux

2-1-4 Le syndrome de Noonan

Le syndrome de Noonan est une maladie génétique dont l'expression est très variable, associant pour signes principaux, des dysmorphies faciales, une petite taille, des malformations cardiaques, et un retard du développement psychomoteur.

Ce diagnostic été retenu chez deux nourrissons ayant respectivement 11 mois et 26 mois. Le phénotype était très évocateur. L'échographie cardiaque retrouvait chez les deux nourrissons, une sténose pulmonaire serrée associée à une persistance du canal artériel et une communication inter atrial de type ostium secundum. L'un des enfants avait une petite communication interventriculaire (CIV) mid-musculaire associée [5].

2-1-5 La maladie de Pompe

La maladie de Pompe ou glycogénose de type II, est une maladie génétique héréditaire liée à un déficit en alpha-glucosidase acide (GAA) qui entraîne une accumulation de glycogène dans les lysosomes, ce qui provoque des dommages cellulaires dans différents tissus, particulièrement dans le cœur, les muscles, le foie et le système nerveux.

La maladie de Pompe a été retrouvée chez 2 nourrissons de sexe masculin, ayant respectivement 2 mois et 7 mois. L'échocardiographie a retrouvé chez les deux patients, une cardiomyopathie hypertrophique bi-ventriculaire sévère [5]. Le pronostic sombre de cette affection dans sa forme néonatale complète a été démontré chez ces deux patients.

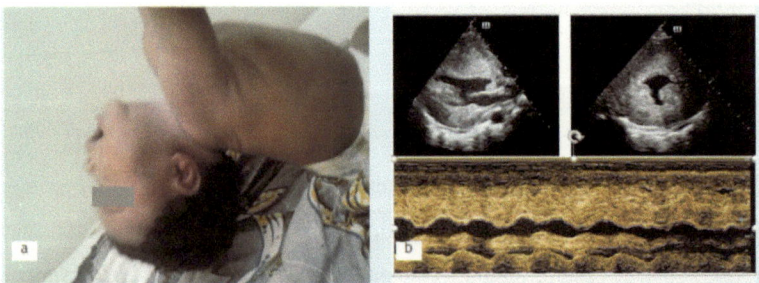

Figure 7 : a) Aspect de « floppy baby ».

b) Echographie cardiaque en mode 2D et TM - Hypertrophie bi-ventriculaire sévère évocateur de la maladie de Pompe

2-1-6 L'embryo-fœtopathie rubéolique

La rubéole est une maladie infectieuse, due à un virus à ARN, bénigne dans sa forme acquise mais dont la gravité réside dans l'atteinte fœtale lors de la primo-infection de la femme enceinte au cours du premier trimestre.

C'est Gregg, un ophtalmologiste qui, en 1941, établit un lien entre l'augmentation de la fréquence des cataractes congénitales et l'épidémie de rubéole maternelle en Australie en 1940. Des études ultérieures ont rapporté d'autres atteintes oculaires, des anomalies auditives, neurologiques et cardiaques. Cette maladie infectieuse peut être une cause de surdi-cécité. Cependant cette pathologie est devenue exceptionnelle en Europe, en raison du contrôle systématique des sérologies en début de grossesse, de la vaccination des nourrissons et des femmes non immunisées. Au Bénin, où la généralisation de la prévention pose problème, de nombreux enfants sont certainement affectés de rubéole congénitale et ont atteint aujourd'hui l'âge adulte. C'est pourquoi il nous est apparu utile de faire le point sur les manifestations cliniques de cette affection et en particulier sur les complications tardives.

L'embryo-fœtopathie rubéolique a été évoquée chez 6 enfants. La cataracte bilatérale était la principale manifestation extracardiaque. Les cardiopathies retrouvées étaient le canal artériel persistant (n=5) et la communication inter-atriale (n=1) [5].

2-1- 7Autres cardiopathies congénitales rares rapportées

Nos travaux nous ont également permis de nous intéresser à certaines cardiopathies rares que nous avons rapportées.

❖ **Sling de l'artère pulmonaire gauche**

Le Sling de l'artère pulmonaire gauche est une malformation congénitale rare, dans laquelle l'artère pulmonaire gauche naît de l'artère pulmonaire droite avec un trajet postérieur à la trachée entraînant une compression des voies respiratoires. Nous en avons rapporté un cas clinique chez un nourrisson de 30 jours admis pour retard de croissance, détresse respiratoire et désaturation en oxygène. Nous avons rappelé les particularités du diagnostic échocardiographique pour éviter les erreurs diagnostiques surtout en présence d'une persistance du canal artériel comme dans ce cas clinique [9].

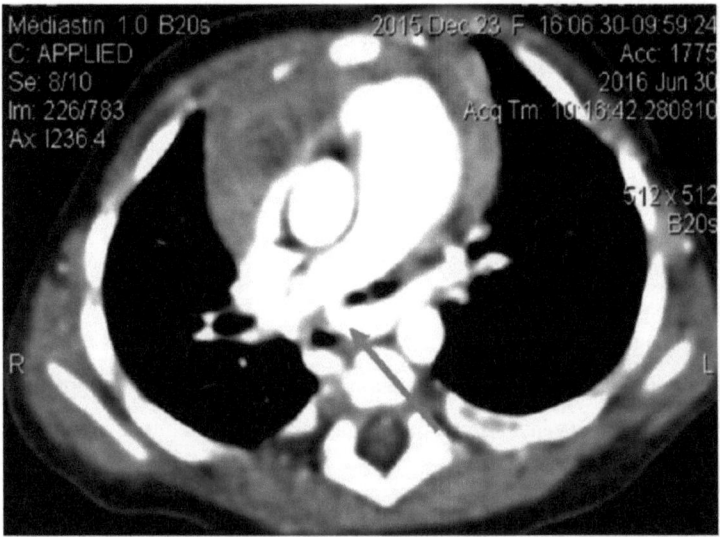

Figure 8 : scanner thoracique montrant l'artère pulmonaire gauche (flèche) issue de l'artère pulmonaire droite avec un trajet postérieur derrière la trachée entrainant une sténose trachéale subséquente.

15

❖ **Ventricule droit à double chambre**

Le ventricule droit à double chambre (VDDC) est une malformation cardiaque rare dans laquelle le ventricule droit est divisé en deux chambres par une bande musculaire anormale. Il est associé dans 80 à 90% des cas à d'autres malformations. Nous avons rapporté un cas clinique révélé par des syncopes à répétition chez une jeune adolescente noire de 16 ans, qui présentait une forme isolée. Les particularités du diagnostic échocardiographique ont été discutées de même que les facteurs du pronostic de la VDDC. L'évolution a été favorable après résection chirurgicale sous circulation extracorporelle de la bande musculaire intra-ventriculaire droite chez la patiente [10].

❖ **Veine cave supérieure gauche découverte lors d'une implantation de pacemaker**

La persistance de la veine cave supérieure gauche est une forme rare de malformation congénitale. Sa prévalence en population générale est de 0,1 à 0,5%, et 5 fois moins en l'absence de veine cave supérieure droite. Nous avons rapporté un cas clinique de persistance de veine cave supérieure gauche sans veine cave supérieure droite, découverte fortuitement chez un patient de sexe masculin, âgé de 54 ans, lors de la primo-implantation de pacemaker pour bloc auriculo-ventriculaire complet dégénératif. L'apport de l'échocardiographie trans-thoracique dans le diagnostic de cette malformation a été discuté et devrait permettre d'éviter les surprises en per implantation [11].

❖ **Sténose tricuspide fonctionnelle significative causée par un tissu anévrismal géant sur une communication interventriculaire isolée.**

L'histoire naturelle de la communication interventriculaire (CIV) est émaillée de plusieurs complications évolutives. Nous avons rapporté le cas d'un diagnostic tardif de communication interventriculaire compliquée d'anévrisme géant du septum membraneux enclavant dans la tricuspide et se comportant comme un myxome de l'oreillette droite chez une jeune femme de 24 ans. Ces complications évolutives devraient être évitées par un diagnostic précoce basé sur l'examen clinique et la réalisation de l'échocardiographie Döppler. La prise en charge chirurgicale précoce des CIVs sans tendance à la fermeture spontanée reste le traitement approprié **[12]**.

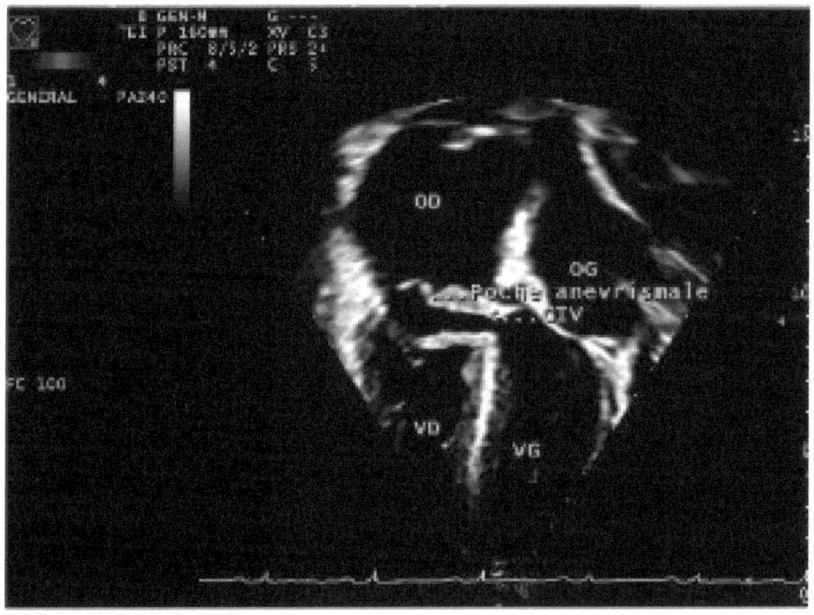

Figure 9 : Echographie cardiaque en mode 2D, incidence apicale des 4 cavités montrant une communication interventriculaire (CIV) avec une géante poche anévrismale enclavant dans la tricuspide. OG : Oreillette gauche ; OD : Oreillette droite ; VD : Ventricule droit ; VG : Ventricule gauche.

❖ Interruption de l'arc aortique chez le nourrisson : à propos d'un cas au service de pédiatrie du CNHU-HKM

L'interruption de l'arc aortique (IAA) est une maladie rare avec une incidence de 3 par million de naissances, caractérisée par une absence totale de continuité anatomique entre l'arc aortique transversal et l'arc thoracique descendant. Nous en avons rapporté un cas clinique à travers lequel nous avons dégagé les aspects diagnostiques et pronostiques. Il s'agissait d'un nourrisson de sexe masculin âgé de 3 mois, présentant un syndrome clinique de coarctation avec une HTA sévère aux membres supérieurs, une absence des pouls fémoraux et la présence d'un souffle systolique 5/6, maximal en parasternal gauche irradiant en rayon de roue. Le diagnostic a été confirmé par l'échocardiographie Döppler cardiaque qui retrouvait une interruption de l'arc aortique de type A associée à une communication interventriculaire (CIV) de 6,3 mm par bascule postérieur du septum conal. Le pronostic sévère de cette cardiopathie en l'absence de cure chirurgicale a été confirmé par ce cas clinique avec décès à la fermeture du canal artériel [13].

❖ Syndrome de Bland-White-Garland ou ALCAPA (Anomalous of the left coronary artery from the pulmonary artery)

Il s'agit d'une malformation cardiaque rare. Son incidence est de 1 pour 300.000 naissances vivantes conformément aux données du "Toronto Heart Registry". Il représente 0.5% des cardiopathies congénitales. Nous en avons rapporté un cas chez un nourrisson de 3 mois hospitalisé pour insuffisance cardiaque. Les particularités cliniques de la forme néonatale et du jeune nourrisson et les aspects échocardiographiques ont été abordés [14].

❖ Artère coronaire gauche unique sur atrésie pulmonaire à septum ouvert (APSO)

L'atrésie pulmonaire à septum ouvert une variante de la tétralogie de Fallot et représente 2 % des cardiopathies congénitales. Elle peut s'accompagner d'autres malformations cardiaques notamment l'anomalie des artères coronaires. Nous en avons rapporté un cas chez garçon de 7 ans avec l'artère coronaire unique naissant du sinus antéro-droit donnant la coronaire droite et le tronc gauche. La présentation de ce cas clinique a permis de rappeler la pratique correcte de l'échocardiographie Doppler pour le diagnostic des anomalies coronaires chez l'enfant [15].

3- Les cardiopathies acquises de l'enfant

3-1 Maladie de Kawasaki et NT-pro BNP

La maladie de Kawasaki (MK), ou syndrome muco-cutanéo-ganglionnaire, est une maladie inflammatoire aiguë systémique et l'une des vascularites les plus courantes de l'enfance. Son incidence élevée de par le monde contraste avec sa rareté supposée en Afrique noire. Nous avons rapporté le cas d'un garçon de sept ans référé et hospitalisé pour fièvre persistante et qui a présenté des signes cliniques caractéristiques ayant permis un diagnostic et un traitement aux immunoglobulines, lesquels ont permis d'obtenir une évolution initiale favorable. Les signes d'orientation et les éléments du diagnostic et du traitement ont été discutés [16].

La maladie de Kawasaki, est l'une des principales étiologies d'atteinte coronaire chez l'enfant. L'atteinte coronaire en fait toute la gravité. L'apport du NT-pro BNP dans le diagnostic de la maladie de Kawasaki est largement reconnu.

Dans une étude prospective qui a inclus les nouveaux cas diagnostiqués, nous avons évalué la valeur prédictive du NT-pro BNP pour le diagnostic de la dilatation coronaire (Z-score >2,5). L'échocardiographie Döppler a été réalisée à l'admission, à 3 semaines, 2 mois puis 3 mois pour la mesure du diamètre des coronaires et le calcul du Z-score. Un total de 109 patients, tous traités par immunoglobuline polyvalente et acide acétyl salicylique, âgés de $3,79 \pm 2,92$ ans, sex-ratio 1,18 ont été inclus à $6,58 \pm 2,82$ jours du début de la fièvre. Un taux élevé de NT-pro BNP (Z-score >2) était significativement associé à la dilatation coronaire à l'admission chez 22,2 % versus 5,6% pour un taux de NT-pro BNP normal (Z-score ≤2) p=0,031 et ceci de façon cumulative pour les 3 premiers mois (p=0,04-0,02). Cette valeur prédictive du NT-pro BNP disparaissait en phase de convalescence (p> 0.05). Une valeur de NT-pro BNP n'était cependant pas prédictive de la résistance aux immunoglobulines polyvalentes. La valeur de NT-pro BNP Z-score >2 à la phase aiguë de la maladie de Kawasaki peut être utilisée comme marqueur prédictif de la dilatation coronaire [17].

3-2 Impact de l'anémie falciforme sur les cavités cardiaques

L'anémie falciforme, est une maladie héréditaire autosomique récessive, due à une mutation du gène de la β-globin. C'est l'une des maladies génétiques les plus répandues dans le monde. Elle s'accompagne de multiples répercussions y compris cardiovasculaires. Dans une étude rétrospective, portant sur la période de 2005 à 2011, nous avons évalué le retentissement de l'anémie falciforme sur les cavités et la fonction cardiaques de même que la relation avec les paramètres hématologiques comme le taux d'hémoglobine, l'aspartate aminotransférase, le taux de réticulocytes, la bilirubinémie et la lactate déshydrogénase. Tous les patients disposaient d'une évaluation échocardiographique avec mesure des diamètres ventriculaires, de la masse ventriculaire gauche, de la fraction de raccourcissement du ventricule gauche, de l'indice de performance myocardique (IPM) et de l'indice de relaxation myocardique (E/E'). 1Au total 10 patients (65% Hb SS et 29% Hb SC), âgés de 12,14 ± 5,26 ans, sex-ratio 1,5 étaient inclus. La dilatation ventriculaire droite et gauche était retrouvée dans respectivement 61,5 et 42,9% et la masse ventriculaire gauche était anormale dans 21,9% des cas. La fraction de raccourcissement du ventricule gauche était basse dans 38,1% et une dysfonction diastolique gauche avec un rapport E/E' anormal a été notée chez 31,4%. L'IMP qui intègre les fonctions systolique et diastolique était normal chez tous les patients. La dilatation cavitaire était bien corrélée avec le taux d'hémoglobine (Hb), l'aspartate aminotransférase, le taux de réticulocytes, la bilirubinémie et la lactate déshydrogénase (p=0,01-0,04). Une valeur élevée du rapport E/E' était significativement associée au taux d'Hb. La dilatation ventriculaire droite était prédominante dans cette étude par rapport à la dilatation ventriculaire gauche [18].

4- Insuffisance cardiaque de l'enfant

L'insuffisance cardiaque (IC) est une situation rare en pédiatrie, mais elle représente une cause importante de morbidité et de mortalité chez l'enfant. En contraste avec le groupe d'âge adulte, les études épidémiologiques sur l'insuffisance cardiaque dans la population pédiatrique font défaut. Nous avons évalué l'importance et recherché les facteurs étiologiques de l'IC de l'enfant dans une étude transversale, descriptive réalisée entre le 1er janvier 2010 et le 31 décembre 2014 dans le service de Pédiatrie et de Génétique Médicale du CNHU-HKM de Cotonou. Les enfants de 1 mois à 15 ans admis aux urgences pédiatriques chez qui le diagnostic d'IC a été posé ont été inclus.

Sur les 15715 admissions pédiatriques enregistrées, 42 cas d'IC étaient identifiés soit une fréquence hospitalière de 2,67 ‰. Le sex-ratio était de 1,3. Les enfants de plus de 5 ans étaient les plus nombreux (59,5%). La tachypnée était le principal motif d'admission (28,5%) suivie des œdèmes des membres inférieurs (21,4%) et de souffle cardiaque (19%). L'IC globale était la plus fréquente avec 31/42 (73,8%), suivie de l'IC droite 7/42(16,7%) et de l'IC gauche 4/42 (9,5%). Les causes les plus fréquentes étaient les cardiopathies acquises (43,2%) et les cardiopathies congénitales (40,5%) [19].

5- Traitement des cardiopathies de l'enfant

Le traitement des cardiopathies de l'enfant nécessite le plus souvent une correction chirurgicale ou par cathétérisme interventionnel. Ces moyens ne sont pas disponibles dans notre milieu de travail. La prise en charge reste médicale dans la totalité des cas, le cathétérisme interventionnel est marginal et se limite à la réalisation de l'atrioseptostomie de Rashkind et la cardioversion électrique. Pour le traitement chirurgical, le seul recours reste le transfert médical en dehors du Bénin.

5-1   Cathétérisme cardiaque interventionnel et cardiopathies congénitales

5-1-1 Angioplastie percutanée de coarctation native

L'angioplastie par ballon est controversée dans la prise en charge des coarctations natives, avec une indication préférentielle pour la recoarctation. Dans une étude rétrospective descriptive et analytique, nous avons comparé les résultats à court et à moyen terme de l'angioplastie des coarctations natives de l'aorte (NaCo) et des recoarctations post chirurgie (ReCo) chez les patients de moins de 12 mois au CHU-Sainte Justine. Au total 12 patients avec NaCo et 13 avec ReCo ont bénéficié d'angioplastie percutanée entre juillet 2003 et septembre 2012. Les données cliniques, hémodynamiques et évolutives des patients avec NaCo ont été comparées à celles des patients avec ReCo. L'âge moyen au moment de l'angioplastie était de 4,61 ± 3,69 vs 4,88 ± 3,07 mois (p=0,84), le poids moyen de 5,49 ± 2,57 vs 6,10 ± 2,11Kg (p=0,52) et la taille moyenne de 60,58 ± 10,58 vs. 61,15 ± 6,74 cm (p=0,87). Le diamètre minimal de la coarctation était de 2,81 ± 0,96 mm vs. 2,86 ± 1,0 mm (p=0,90). Le gradient de pic de pression mesuré au cathétérisme est passé de 28,73 ± 12,02 à 9,27 ± 7,87 mmHg (p=0,0001) pour NaCo et de 30,69 ± 14,53 à 9,23 ± 7,81 mmHg (p=0,0002) pour ReCo. Ce qui correspondait à une réduction de gradient de 62,79 ± 32,43% vs. 73,37 ± 20,78% respectivement (p=0,33). En post procédure immédiate, le résultat hémodynamique était jugé excellent (gradient résiduel ≤10 mmHg) dans 54,54 % vs. 53,85% (p=0,60) ou bon (gradient résiduel de 11-20 mmHg) chez 23,07% vs 38,46% (p=0,64). Identiquement, le diamètre de la coarctation est passé de 2,81±0,96 à 4,33±0,98 (p<0,001) vs 2,86 ±1,0 à 4,55 ± 1,27 (p<0,001) sans différence statistique entre les deux groupes (p=0,63). L'angioplastie des coarctations natives peut être une alternative à la chirurgie chez le jeune nourrisson sélectionné et récusé pour la chirurgie [20]. Cette possibilité thérapeutique n'est pas encore possible localement.

5-1-2 Atrioseptostomie

La transposition simple des gros vaisseaux représente environ 5% des cardiopathies congénitales. C'est une urgence cardiovasculaire néonatale dont le traitement repose sur la réparation anatomique précoce ou switch artériel. L'atrioseptostomie est l'une des interventions palliatives pour maintenir la vie avant la chirurgie. Dans une évaluation de pratique, nous avons analysé les résultats d'atrioseptostomie réalisée en urgence pour transposition simple des gros vaisseaux (TGV) en urgence à propos de 2 cas à Cotonou. Il s'agissait de 2 nourrissons de sexe masculin, âgés de 6 et 8 semaines au moment du diagnostic. Les procédures ont été réalisées par voie fémorale profonde, sous anesthésie générale ou sous sédation, avec guidance échocardiographique, à l'aide du ballon Edwards Lifesciences gonflé à 1.8 ml. Le résultat immédiat est satisfaisant chez un patient avec la création d'une communication inter-auriculaire de 6 mm et augmentation de la saturation en oxygène de 62% à 82 %. La procédure a échoué chez le deuxième patient avec indication d'une ponction trans-septale pour une dilatation statique non réalisée pour limitation de plateau technique. Il n'y a pas eu de complications peropératoires. Ces deux cas cliniques montrent l'intérêt d'un environnement technique approprié pour l'essor de la cardiologie interventionnelle pédiatrique au Bénin [21].

5-1-3 Flutter atrial fœtal et néonatal : A propos d'un cas réduit par cardioversion électrique

Le flutter atrial est un trouble du rythme rare chez le nouveau-né et l'enfant. Son incidence est de 1/50.000 à 1/100.000 naissances vivantes. Nous avons rapporté un cas de flutter atrial fœtal et néonatal réduit par cardioversion électrique. Le diagnostic a été fait à l'échographie obstétricale à la 34ème semaine d'aménorrhée avec la mise en évidence une tachycardie fœtale supra-ventriculaire bien tolérée. L'enfant de sexe masculin était né par césarienne programmée à 38ème semaines d'aménorrhée, avec une bonne adaptation à la vie extra-utérine. L'examen objectivait une tachycardie à 200 battements par minute (bpm) correspondant sur l'électrocardiogramme à un flutter atrial 3/1 avec une fréquence atriale de 600 bpm. L'échocardiographie Döppler concluait à une dilatation idiopathique de l'oreillette droite. Le nouveau-né a été mis sous amiodarone et digoxine sans réduction du flutter. A cinq mois de vie, afin d'éviter la survenue à long terme d'une dysfonction cardiaque, une tentative de cardioversion par choc électrique externe a été décidée. Sous sédation, un choc électrique de cinq joules avait permis un retour en rythme sinusal avec une fréquence cardiaque à 100 bpm. Au 15ème jour post cardioversion, l'amiodarone a été arrêtée et la digoxine poursuivie. A trois mois post cardioversion électrique, le rythme sinusal était maintenu sans anti-arythmique [22].

6- Devenir des enfants porteurs de cardiopathies congénitales récusées pour la chirurgie cardiaque ou le cathétérisme interventionnel

La correction des cardiopathies congénitales constitue un défi dans les pays en développement. Devant l'impossibilité d'accès local à une cure chirurgicale, le transfert à l'étranger reste le seul recours avec un retard à la prise en charge et un taux de récusation élevée. Dans une étude transversale descriptive et analytique, nous avons évalué le devenir des enfants de moins de 15 ans, récusés pour correction de cardiopathies congénitales entre 2006 et 2016. Sur 376 dossiers soumis pour correction de cardiopathies congénitales entre 2006 et 2016, 48 dossiers ont été récusés soit 12,76%. 44 patients ont été inclus dans l'étude. L'âge moyen des enfants au diagnostic de la cardiopathie et le sex-ratio étaient respectivement 2,47± 3,98 ans et 1,3. La récusation est faite en moyenne à 1,42 ± 2,13 mois après soumission. Les motifs étaient : la complexité de la cardiopathie (40,91%), l'existence de comorbidités et la présence d'une hypertension artérielle pulmonaire (HTAP) sévère ou syndrome d'Eisenmenger (25%) et les comorbidités (34,1%). Après récusation, 72,73% des patients n'avaient plus aucun suivi médical. La mortalité après récusation était de 25% chez les récusés (31,25% des patients non suivis versus 8,33% des patients suivis, p= 0,24). Cette étude souligne la difficulté du diagnostic précoce et de prise en charge des cardiopathies congénitales dans les pays à plateau technique limité mais également le pronostic particulièrement sévère avec une mortalité élevée chez les enfants récusés [23].

7- Qualité de vie des enfants suivis pour cardiopathies congénitales

Les questions sur la qualité de vie en cardiologie pédiatrique se posent précocement dès le diagnostic, étant donné que les traitements curatifs ou palliatifs sont de mieux en mieux maitrisés actuellement. Nous avons réalisé une étude transversale, descriptive et analytique sur la qualité de vie des enfants suivis pour cardiopathies congénitales au Centre National Hospitalier et Universitaire Hubert Koutoukou MAGA (CNHU-HKM) de Cotonou. Elle s'est intéressée aux enfants de 6 à 18 ans suivis pour cardiopathies congénitales.

Les enfants et leurs parents ont été soumis au questionnaire générique PedsQL 4.0 (auto-questionnaire, questionnaire parents). Les domaines de qualité de vie évalués sont : la santé physique, le fonctionnement émotionnel, le fonctionnement social et le fonctionnement scolaire. Au total, 36 enfants ont été inclus. L'âge moyen des enfants était de 11,16 ans (± 4,22 ans) et le sex-ratio de 1. La qualité de vie était globalement bonne chez 52,8% et meilleure chez ceux ayant eu une correction chirurgicale (89,5%). Selon les différents domaines de qualité de vie étudiés, 50% des enfants avaient un meilleur score au plan physique, 61,1% avaient un meilleur score au plan émotionnel, 55,6% des enfants avaient une bonne relation avec les autres et 63,9% des enfants avaient un meilleur fonctionnement scolaire. Les facteurs qui influencent la qualité de vie étaient l'âge (p=0,002), le niveau scolaire (p=0,012), la sévérité de la cardiopathie (p=0,039) et le statut par rapport à la correction chirurgicale (p<0,001). Les parents avaient rapporté une meilleure qualité de vie sur leurs enfants dans 58,1% des cas [24].

Conclusion

La recherche scientifique sur la problématique importante des cardiopathies de l'enfant, reste limitée au regard des énormes possibilités qui existent et des opportunités que devraient représenter l'accroissement des moyens diagnostiques et thérapeutiques. A travers cette contribution, nous avons effleuré les différents aspects qui nous semblaient être d'intérêt. Les contributions ultérieures d'autres équipes permettront une meilleure connaissance de ces pathologies de l'enfant béninois en vue de leur apporter une réponse plus appropriée. Les prochaines orientations pour être portées sur :

- Les résultats des différentes options thérapeutiques ainsi que l'accessibilité des patients ;
- Le vécu psycho-social des familles et des enfants ;
- Les questions neurodeveloppementales;
- La morbimortalité des cardiopathies de l'enfant.

Remerciements :

- A tous les co-auteurs,
- A mes maîtres: Pr Hippolyte AGBOTON, Pr Marina MASSOUGBODJI, Pr Jeanne SACCA, Pr Martin HOUENASSI, Dr Yessoufou TCHABI.
- A mon maître, mentor et chef de l'unité de cardiologie de la Faculté des Sciences de la Santé de Cotonou, Pr Martin HOUENASSI, qui a trouvé un intérêt particulier à initier et accompagner ces recherches sur les cardiopathies de l'enfant.

Références

1- **Eyisse Kpossou Y, Adjagba P, Tchabi Y, Moussé L.** Fréquence et profil des cardiopathies de l'enfant dans une clinique du Bénin. 2ème Congrès International de la Société Béninoise de Cardiologie, 26-29 novembre 2014, Cotonou, Bénin.

2- **Bagnan Tossa L, Adjagba PM, Padonou C, Sonou A.** Caravane médicale pour le dépistage des cardiopathies congénitales chez l'enfant au Bénin.

XV Journée Ivoirienne de Pédiatrie (JIP), 15-16 juin 2017, Grand Bassam, Côte d'Ivoire.

3- **Yakoubou A, Adjagba P, Tchiapèe N.** Knowledge and practice of pulse oximetry screening for critical congenital heart defect in newborn infants by paediatricians in BENIN. Conference: Faculty of Paediatrics of the Royal College of Physicians of Ireland, 9th Europaediatrics Congress, 13–15 June, Dublin, Ireland 2019. Archives of Disease in Childhood 104(Suppl 3):A326.3-A327. DOI: 10.1136/archdischild-2019-epa.772

4- **Philippe Mahouna Adjagba, Lehila Bagnan Tossa, Lionel Oyedokou, Murielle Hounkponou, Martin Dèdonougbo Houénassi.** Apport de la saturométrie dans le dépistage des cardiopathies congénitales cyanogènes chez les nouveau-nés au CNHU-HKM Cotonou, faisabilité et résultats préliminaires en 2019. Journal de la Société de Biologie Clinique du Bénin, 2021 ; N° 038 ; 6-15.

5- **Adjagba Philippe Mahouna, Kétoh Mensah Komi, Bagnan Tossa Léhila, Hounkponou Murielle, Sonou Arnaud, Houénassi Dèdonougbo Martin.** Les cardiopathies congénitales syndromiques au

CNHUHKM de Cotonou, Bénin. Revue Tunisienne de Cardiologie. 2020;16 (3- 3): 169-76.

6- **Maroufou Jules Alao, Philippe Mahouna Adjagba, Patricia Yekpe.** Congenital visceral malformations in children with Down Syndrome (DS) followed in the pediatric unit of the CNHU, Cotonou, Bénin. Down Syndr Chr Abnorm. 2017;3(1):1-3. DOI: 10.4172/2472-1115.1000121

7- **Sonou A, Houehanou C, Codjo L, Adjagba PM, Hounkponou M, Bognon R, Assani S, Gandji W, Tchabi Y, Houénassi M.** Oreillette unique chez une jeune femme noire porteuse du syndrome d'Ellis-Van Creveld : à propos d'un cas à Porto- Novo. Cardiologie Tropicale. 2016;N°146 : 1-5.

8- **Philippe Mahouna Adjagba, Francis Lalya, Léhila Bagnan Tossa, Patricia Yekpe, Géraldine Djogbénou.** Le Syndrome d'Alagille à propos d'un Cas au CNHU-HKM de Cotonou, Benin. Journal de la Société de Biologie Clinique du Bénin. 2018 ;N°029 : 19-23.

9- **Adjagba PM, Sonou A, Codjo L, Hounkponou Amoussou-Guenou M, Eyissè Kpossou Y, Assani Moutaïrou S, Tchabi Y, Houénassi MD.** Left pulmonary artery sling misdiagnosed as agenesia of left pulmonary artery at the postnatal ultrasound examination. Mathews Journal of Cardiology. 2017;2(1) : 011-13.

10- **Philippe Mahouna Adjagba, Arnaud Sonou, Léhila Bagnan Tossa, Léopold Codjo, Murielle Hounkponou, Salimatou Assani Moutaïrou, Yasmine Eyissè Kpossou, Latif Moussé, Yessoufou Tchabi, Jeanne Vehounkpé Sacca, Martin Dèdonougbo Houénassi.** Ventricule droit à double chambre (VDDC) isolé: à propos d'un cas au CNHU, Cotonou, Bénin. Pan Afr Med J. 2017; 27(7):1-6. doi: 10.11604/pamj.2017.27.7.11115.

11- **Sonou, M. Hounkponou, L. Codjo, P. M. Adjagba, C. Houehanou, H. Dohou, S. Assani, Y. Tchabi, M. Houenassi.** Detection of a left superior vena cava during a pacemaker implantation in Cotonou. A. Case Rep Cardiol. 2017; 2017: 1-3. https://doi.org/10.1155/2017/7634082

12- **Philippe Mahouna Adjagba, Arnaud Sonou, Léopold Codjo, Murielle Hounkponou-Amoussou-Guénou, Salimatou Assani Moutaïrou, Yessoufou Tchabi, Yasmine Eyissè Kpossou, Franck Saïzonou, Jeanne Vehounkpé-Sacca, Martin D. Houénassi.** Significant functional tricuspid stenosis caused by giant aneurysmal tissue on isolated vsd. A case report of woman 24 years old. 1er Congrès International de Cardiologie du Togo, 22-24 février 2017, Lomé, Togo.

13- **Philippe Mahouna Adjagba, Léhila Bagnan Tossa, Jihane Gna, Francis Lalya, MartinD. Houénassi.** Interruption de l'arche aortique chez le nourrisson : à propos d'un cas au cnhu-hkm, Cotonou, Bénin. Journal de la Société de Biologie Clinique du Bénin. 2019 ;N° 032 : 18-21.

14- **Adjagba PM, Adjadonhoun S, Gandji W, Hounkponou M, Sonou A, Mewanou S, Tchabi Y, Lalya F, Houénassi MD.** Naissance de la coronaire gauche à partir de l'artère pulmonaire révélée par une insuffisance cardiaque chez un nourrisson, à propos d'un cas au CNHU-HKM, Bénin. Cardiologie Tropicale. 2019; N° 158 : 14-20.

15-   **Adjagba MP, Hounkponou M, Sonou A, Adjanonhoun S, Bagnan L, Houénassi DM.** Anomalie congénitale des coronaires à propos de deux cas : apport de l'échocardiographie Doppler au diagnostic. 5ème Congrès International de Cardiologie, 4 – 7 mai 2021, Abidjan, Côte d'Ivoire.

16-   **Lalya F Adjagba P, Tohodjèdé Y.** La maladie de Kawasaki chez l'enfant : à propos d'un cas chez un garçon noir africain au CNHU-HKM de Cotonou. J Afr Pediatr Genet Med. 2021. N°15 ; 44-7.

17-   **Philippe M Adjagba, Laurent Desjardins, Anne Fournier, Linda Spigelblatt, Martine Montigny, Nagib Dahdah.** N-terminal pro-brain natriuretic peptide in acute Kawasaki disease correlates with coronary artery involvement. Cardiol Young. 2015;25(7) : 1311-8. DOI: 10.1017/S1047951114002431

18-   **Philippe M Adjagba, Gaston Habib, Nancy Robitaille, Yves Pastore, Marie-Josée Raboisson, Daniel Curnier, Nagib Dahdah.** Impact of sickle cell anaemia on cardiac chamber size in the paediatric population. Cardiol Young. 2017;27(5) : 918-24.

19-   **Bagnan Tossa L, Adjagba P, Moussa F, Houenassi M.** L'INSUFFISANCE CARDIAQUE CHEZ L'ENFANT AU CNHU HUBERT K. MAGA DE COTONOU. Journal de la Société de Biologie Clinique du Bénin. 2019 ;N° 032 : 10-14.

20-   **Philippe Mahouna Adjagba, Baher Hanna, Joaquim Miro', Adrian Dancea, Nancy Poirier, Suzanne Vobecky, Julie Déry, Chantale Lapierre, Nagib Dahdah.** Percutaneous angioplasty used to manage native and recurrent coarctation of the aorta in infants younger than 1 year: immediate and midterm results. Pediatr Cardiol. 2014;35(7) :1155–61. DOI: 10.1007/s00246-014-0909-3

21-   **Philippe Mahouna Adjagba, Yasmine Eyissè Kpossou, Murielle Hounkponou, Arnaud Sonou, Salimatou Assani Moutaïrou, Rosaire Bognon, Yessoufou Tchabi, Zoumenou Eugène, Martin Dèdonougbo Houénassi.** Atrioseptostomie de Rashkind pour transposition simple des gros vaisseaux (TGV) en urgence à propos de 2 cas à Cotonou : résultats et perspectives. Journées Nationales de Médecine d'Urgence et Journées Panafricaines Francophones de Médecine d'Urgence, 27-29 juin 2018, Allada, Bénin.

22-   **Eyisse Kpossou Y, Adjagba P, Moussé L, Zoumenou E, Saïzonou F, Latoundji C, Eyidi, Adélou K.** Flutter atrial fœtal et néonatal : A propos d'un cas. 2ème Congrès International de la Société Béninoise de Cardiologie, 26-29 novembre 2014, Cotonou, Bénin.

23-   **Philippe Mahouna Adjagba, Marcelline d'Alméida, Jeannette Akpona, Barikissou Georgia Damien.** Devenir des enfants porteurs de cardiopathies congénitales récusées pour la chirurgie cardiaque ou le cathétérisme interventionnel, Cotonou, Bénin. Journal de la Société de Biologie Clinique du Bénin. 2018 ;N° 029 : 80-85.

24-   **Philippe Mahouna Adjagba, Léhila Bagnan Tossa, Arsène Mingnissè Houédohoundé, Marcelline d'Alméida, Martin Dèdonougbo Houénassi.** Qualité de vie des enfants suivis pour cardiopathies congénitales à Cotonou en 2020. Revue Tunisienne de Cardiologie. 2022;18(1): 1-8.

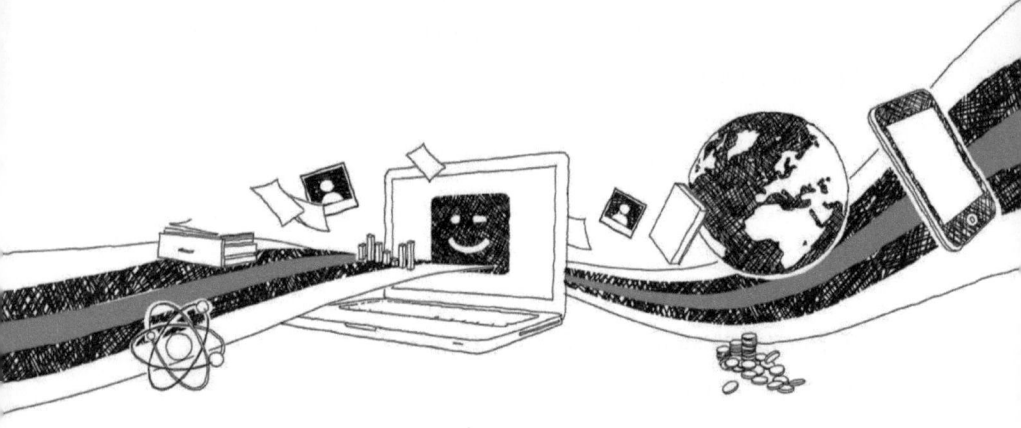
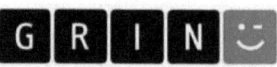